AF 295942

OBSERVATIONS communiquées par M. le docteur LETENNEUR, *professeur à l'École de Médecine de Nantes, membre correspondant de la Société de Chirurgie de* **Paris**.

Hydropisie ascite ; injection iodée ; introduction d'air dans le péritoine ; guérison.

Mlle X...., âgée de vingt-deux ans, me fut amenée par ses parents au mois de mai 1854, pour une hydropisie ascite, dont le début remontait au moins à trois ans, et qui, dans les premiers temps, s'était développée avec une lenteur extrême.

D'après l'exposé qui me fut fait des antécédents, et d'après mon propre examen, il me fut impossible de rattacher cette maladie à une lésion organique quelconque. Mlle X.... n'avait jamais éprouvé de symptômes qui pussent faire soupçonner une affection du foie ou de la rate ; elle n'avait eu que de très-rares accès de fièvre intermittente ; point de trouble vers le centre circulatoire, et la respiration n'est devenue moins facile que depuis que le ventre a pris un énorme développement ; point d'œdème aux membres inférieurs. La menstruation a toujours été régulière, mais, à mesure que l'hydropisie augmentait, l'abondance des règles diminuait de mois en mois d'une manière notable et, depuis quelque temps, le sang paraît en si petite quantité, qu'on pourrait dire qu'il y a aménorrhée.

Le teint est pâle, il existe un peu de souffle carotidien ; la maigreur, sans être extrême, est cependant, me dit-on, très-considérable, relativement à l'état d'embonpoint qui existait il y a quelques années.

Le palper et la percussion de l'abdomen ne me laissent

aucun doute sur l'existence de l'épanchement. Une ponction , faite au lieu d'élection , donne issue à 19 litres de sérosité citrine , albumineuse. Après l'évacuation du liquide , je pus m'assurer qu'il n'existait aucune trace de kyste et que l'hydropisie avait bien son siége dans le péritoine ; je pus également reconnaître que les viscères ne présentaient aucun engorgement.

Le ventre fut soutenu et comprimé au moyen d'une serviette et d'un corset , et la malade fut soumise successivement au traitement par le lait , suivant la méthode de Chrestien de Montpellier , et à l'usage des purgatifs drastiques et des diurétiques ; enfin , je conseillai un régime tonique et l'emploi du quinquina et du fer.

Au mois d'août ; rien n'annonçait encore la récidive , mais les règles étaient toujours à peu près nulles : je conseillai aux parents de Mlle X...., de la conduire à Préfailles (Loire-Inférieure) où l'air vif de la mer et l'usage de l'eau de la source pourraient consolider la guérison. La santé générale se fortifia , en effet, mais , quelques mois après , le gonflement du ventre reparut , et bientôt il ne fut plus possible de se faire illusion , la récidive était évidente.

Je pratiquai une seconde ponction au mois de novembre 1855. Cette fois , le liquide était incolore , d'une limpidité parfaite , et si, en tombant dans le vase , il n'eut pas produit d'écume , on aurait pu le comparer à de l'eau distillée. J'annonçai alors à la famille que si , malgré un nouveau traitement analogue à celui auquel nous avions déjà eu recours , une seconde récidive avait lieu, je leur proposerais l'injection iodée.

Le 17 septembre 1856 , Mlle X.... revint à Nantes. Dans la prévision d'une opération plus grave , ses parents s'étaient fait accompagner de leur médecin ordinaire , qui partagea entièrement ma manière de voir et voulut bien me prêter son concours.

La ponction fut faite comme précédemment au côté gauche , à égale distance de l'ombilic et de l'épine iliaque. Il s'écoula 12 litres d'un liquide en tout semblable à celui obtenu 10 mois auparavant. Lorsque le jet commença à diminuer , et que nous pouvions estimer à deux litres , au plus , la quantité de sérosité qui restait dans le péritoine , nous fîmes une première injection , comprenant le tiers du mélange suivant :

> Eau.................... 200 gram.
> Teinture d'iode........ 30 gram.
> Iodure de potassium..... 2 gram.

Par suite d'un mouvement de recul du piston de la seringue qui ne fut pas aperçu, il pénétra, avec le liquide iodé , une quantité d'air assez notable , ce que nous reconnûmes à un glou-glou caractéristique.

Le ventre fut malaxé de manière à mélanger la solution avec la sérosité qui était restée dans le péritoine et à la mettre en contact avec la plus grande surface possible ; ces mouvements donnaient lieu parfois à un gargouillement bien différent de celui qui se produit dans la cavité intestinale. Pendant tout ce temps , la malade n'éprouva aucune douleur.

Au bout de huit minutes , je fis écouler par la canule deux litres environ de liquide , qui était uniformément coloré par l'iode. Quand il ne resta plus dans le péritoine qu'une quantité insignifiante de liquide, j'injectai les deux tiers restants de la solution , en dirigeant successivement vers différents points l'extrémité de la canule. Comme la première fois , Mlle X.... nous affirma qu'elle n'éprouvait ni douleur, ni même de sensation pénible.

Le ventre fut malaxé de nouveau , pendant que la malade changeait de temps en temps de position , et après un quart d'heure , je fis sortir la moitié du liquide , et je retirai la canule , laissant , à dessein, le reste de l'injection dans l'abdomen.

Le pouls qui , avant l'opération , s'était élevé à 80 pulsations , descendit à 68.

Quelques heures après l'opération , il se manifesta à la gorge un goût âcre et amer , mais ce phénomène fut de courte durée.

Dans la soirée le pouls s'accéléra, quelques intermittences s'y firent sentir, la peau devint chaude et humide, la soif assez vive ; il y eut de la somnolence, mais sans céphalalgie.

Pendant un mouvement que fit Mlle X...., elle remarqua que la serviette qui comprimait le ventre était tachée de sang, je fus prévenu de cet incident, et je vis, en effet, qu'une petite hémorrhagie avait lieu par la piqûre, je l'arrêtai facilement, en pinçant la peau avec une forte serre-fine.

Le lendemain et le surlendemain, rien de particulier : pas de douleur dans le ventre ; à peine une pression énergique excite-t-elle un peu de sensibilité.

Le pouls présente toujours des intermittences qui reviennent trois ou quatre fois par minute.

On trouve dans le ventre une plus grande quantité de liquide que celle fournie par l'injection ; il y a toujours de l'air dans le péritoine : la succussion donne lieu à un gargouillement très-marqué et très-sonore, et la percussion à la région sous-ombilicale donne un son tympanique fort remarquable.

Le troisième jour après l'opération, la malade se plaignit d'éprouver de la chaleur à la gorge, et de la difficulté d'avaler. L'isthme du gosier présente une rougeur très-prononcée, avec une teinte violacée. Un gargarisme astringent est prescrit, et le lendemain il ne reste plus de trace de cette irritation.

Le quatrième jour, les intermittences du pouls ont disparu. Il y a de l'appétit, je permets quelques aliments, mais comme il n'y a pas eu de garde-robes depuis l'opération, j'ordonne pour le lendemain un purgatif composé de jalap, 1 gramme et scammonée, 15 centigrammes à prendre en deux doses, à une demi-heure d'intervalle.

Ce remède produisit trois évacuations abondantes sans coliques.

A partir de ce jour, la guérison marcha régulièrement : la malade put se lever quelques heures sur un fauteuil, l'appétit devint excellent, et, à la fin de la deuxième semaine, Mlle X.... put quitter Nantes. Au moment du départ, il restait encore dans le péritoine une certaine quantité d'air et de liquide, car, par la succussion, on produisait encore le gargouillement, quoique à un faible degré, mais quelle que fut la position de la malade, ce phénomène n'avait lieu alors qu'à l'hypogastre, il ne tarda pas, du reste, à disparaître complètement, et dans l'espace de quelques mois la santé de Mlle X.... ne laissa plus rien à désirer.

Au moment où j'écris ces lignes, il y a quatorze mois que l'injection iodée a été pratiquée, et la guérison ne s'est pas démentie.

Les succès nombreux obtenus depuis quelques années dans le traitement de l'ascite, par les injections iodées, et les travaux publiés, sur ce sujet, par MM. Dieulafoy, Leriche, Boinet, etc., ont établi d'une manière définitive et incontestable, l'efficacité et l'innocuité de ce moyen qui constitue une des plus précieuses conquêtes de la thérapeutique à notre époque.

Cependant, telle est encore sur l'esprit du plus grand nombre la puissance de l'habitude, de certaines erreurs traditionnelles ou plutôt d'une interprétation incomplète et inexacte des faits observés autrefois, que chaque jour, des malades succombent aux suites de l'ascite, sans qu'on ait osé avoir recours à l'injection iodée.

Il est donc utile de multiplier les exemples, afin d'encourager les praticiens à marcher dans cette voie nouvelle. A ce titre seul, l'observation précédente offrirait de l'intérêt; mais, en outre, il est rare que des faits étudiés avec soin ne portent pas avec eux quelque enseignement spécial, ne puissent pas devenir la source de quelques réflexions utiles.

Comment, par exemple, concilier l'innocuité des injections iodées dont je viens de fournir une preuve nouvelle, avec les croyances qui règnent depuis si longtemps dans la science sur le danger de l'introduction dans le péritoine de toute substance irritante? Et ces croyances, il faut l'avouer, n'ont point pris leur origine dans de vaines théories, mais résultant d'observation nombreuses et irrécusables. L'introduction de l'air atmosphérique lui-même dans la cavité abdominale a toujours été redoutée des chirurgiens, et on n'a pas oublié les débats qui ont eu lieu naguère sur ce sujet à l'Académie de Médecine, lors de la discussion sur les kystes de l'ovaire.

Cette contradiction dans les faits, et par suite, dans les opinions qui en découlent, étonne au premier abord, car on sait que les phénomènes morbides obéissent à des lois générales et constantes. Mais si on ne se contente pas d'un examen superficiel, on reconnaît bientôt que la différence des résultats tient à des conditions différentes, c'est-à-dire au changement qui s'opère dans le mode de vitalité des membranes séreuses lorsqu'elles deviennent le siége d'hydropisie. Il semble alors que, macéré en quelque sorte par une abondante quantité de sérosité, l'epithelium qui revêt la face libre de ces membranes modère et maintient dans de justes bornes l'action des divers agents qu'on met en contact avec lui.

Qui n'a vu des exemples frappants du danger des plaies des articulations par des instruments piquants, lors même que ces plaies semblent présenter toutes les conditions prescrites par la méthode sous-cutanée? Et d'un autre côté qui ne sait avec qu'elle simplicité les choses se passent ordinairement lorsque dans les hydrarthroses chroniques on a recours à la ponction suivie d'injection iodée!

Ne puis-je pas ajouter que l'observation de chaque jour permet d'établir, en principe, que dans l'opération de l'hydrocèle, il faut augmenter la puissance stimulante du liquide injecté, en raison de l'ancienneté de la maladie, et qu'on voit quelquefois, même avec la teinture d'iode, l'inflammation dépasser les limites ordinaires, si, dans les hydrocèles récentes, on n'a pas eu soin d'étendre beaucoup le liquide injecté?

Il est donc facile de comprendre la tolérance du péritoine pour les injections iodées en d'autres substances irritantes lorsque cette membrane a été pendant longtemps baignée par une abondante quantité de sérosité. Mais aussi, il ne faut pas oublier que, dans certain cas, cette tolérance disparaît s'il existe une inflammation préalable du péritoine ou de quelques uns des viscères abdominaux.

Il ne faut pas oublier non plus que les chances de guérison sont toujours moins grandes dans l'ascite symptomatique que dans l'ascite idiopathique. Sous ce dernier rapport on a vu que ma malade était dans les conditions les plus favorables.

Mais si j'employais la solution iodée avec une grande sécurité, j'avoue que ce n'est pas sans une certaine inquiétude que j'ai entendu pénétrer de l'air dans le péritoine. Je connaissais, il est vrai, le résultat négatif qui suivit la tentative hardie faite, en 1830, par Roosbroeck, sur une femme qui avait déjà subi sept fois la ponction, et dans le ventre de laquelle ce médecin fit, sans accident comme sans avantage, une injection d'air atmosphérique. (Cette même femme fut guérie quelque temps après, par l'injection de gaz protoxide d'azote).

En racontant le fait qui précède, M. Morel-Lavallée, dans un rapport à la Société de Chirurgie (tome 2, page 379), est loin de considérer l'action de l'air comme insignifiante, car il dit : « Il est plus que douteux qu'on puisse jamais faire un agent thérapeutique d'un fluide dont le contact anormal avec nos tissus est souvent la source des plus redoutables accidents. » Nous avons vu comment cette assertion doit être acceptée ou rejetée selon qu'il s'agit du péritoine à l'état normal ou du péritoine siége d'une hydropisie.

Dans ce dernier cas, le fait de Roosbroeck le prouve, l'air seul ne fait pas de mal, il est vrai, mais il ne guérit pas ; tandis que l'air chargé d'une petite quantité de vapeur vineuse a amené deux fois, en 1824, la guérison de l'ascite entre les mains de M. Gobert (Annales de Médecine Physiologique, tome 6), et une fois entre les mains de M. Lhomme en 1827 (Archives générales de Médecine).

Ces trois guérisons m'autorisent à croire que l'air introduit avec la solution iodée chez ma malade a dû être plutôt utile que nuisible et a même contribué pour une grande part à la guérison.

Par suite de la chaleur du corps et des mouvements de malaxation qui ont été opérés, cet air a dû être mélangé d'une notable quantité de vapeur d'iode et même de vapeur alcoolique, et, par conséquent et pendant longtemps, l'action médicamenteuse a porté à la fois sur une surface très étendue du péritoine. En effet, tandis que le liquide tendait à gagner les parties déclives, l'air formait sous la paroi abdominale antérieure une large couche facile à reconnaître par la percussion et par une certaine mollesse qui n'existe jamais dans le météorisme intestinal.

Ne pourrait-on pas, en mettant à profit cette circonstance, obtenir la guérison de l'ascite en injectant moins de liquide iodé que de coutume, mais en multipliant son action par l'adjonction d'une certaine quantité d'air atmosphérique ? ne pourrait-on pas même arriver au même but en injectant seulement de l'air dans lequel on aurait fait évaporer de la teinture d'iode ?

Deux Observations de kystes abdominaux-tubaires.

En présentant, en 1852, à la Société de chirurgie, son premier travail sur les kystes tubo-ovariques, M. Ad. Richard manifestait l'espoir que l'attention des observateurs serait attirée, à l'avenir, vers ce genre de maladie, dont l'étude avait été négligée jusque-là, malgré plusieurs faits intéressants disséminés dans la science.

Depuis ce temps, M. Richard a recueilli lui-même deux autres faits, qu'il a communiqués, en 1857, à l'Académie impériale de Médecine, et a apporté ainsi de nouvelles preuves à l'appui des idées qu'il avait émises en 1852, sur l'origine ou le mode de formation de ces kystes.

Il les attribue à la non-oblitération de la vésicule de Graaf, après l'expulsion de l'ovule, à des adhérences qui se produisent alors entre les bords déchirés de la vésicule et le pavillon de la trompe, et enfin, à la sécrétion, par les parois de la vésicule, d'un liquide qui s'accumule peu à peu et distend bientôt les parties qui le contiennent. La trompe, en communication avec l'intérieur du kyste, offre au liquide contenu dans celui-ci, une voie plus ou moins facile pour s'écouler dans la cavité utérine, et de là dans les parties génitales externes ; l'écoulement peut-être très-abondant, et chez une malade de M. Richard, M. P. Dubois a pu, dans une seule séance, recueillir 120 grammes de liquide.

Mais on comprend que des kystes développés dans la trompe et complètement indépendants de l'ovaire puissent fournir un écoulement analogue ; on comprend également que la trompe puisse donner passage à des liquides de diverse nature, au milieu desquels son pavillon plonge librement, liquides contenus dans des kystes à la formation desquels l'ovaire n'a pris aucune part ou n'a pris qu'une part indirecte.

De sorte que les kystes tubo-ovariques ou les kystes tubaires ne seraient que des variétés dans l'histoire plus générale des kystes abdomino-tubaires caractérisés par la libre communication de l'intérieur du kyste avec la cavité utérine par l'intermédiaire de la trompe.

En envisageant ainsi la question, on élargit le champ de l'observation, et on peut faire rentrer, sous un titre commun, des faits qui, au point de vue de la pathogénie, ne sont pas entièrement conformes à ceux qui ont fourni à M. Richard la base de son excellent mémoire.

Ainsi, on trouve dans les mémoires de l'Académie des Sciences, en 1700, observation cinquième, l'histoire d'une religieuse chez laquelle un abcès, développé dans un kyste stéatomateux, se vidait par la trompe utérine. Le fait a été constaté par l'autopsie. Peut-être s'agissait-il de tubercules suppurés de la trompe, ainsi que j'ai eu occasion d'en rencontrer deux fois en ouvrant le cadavre de femmes chez lesquelles on n'avait pas soupçonné, pendant la vie, l'existence de cette maladie ?

On pourrait rapprocher de ce fait deux observations citées par Chambon (Traité des maladies des femmes) : il s'agit, dans ces deux cas, d'ovarites terminées par suppuration, avec écoulement de pus par le vagin ; mais rien ne prouve que le pus se soit fait jour par les trompes, plutôt qu'en perforant les parois du vagin.

Les deux observations suivantes ont une toute autre valeur, et je les crois encore sans exemple dans la science.

Dans l'un de ces cas, il s'agit d'un kyste développé avec tant de rapidité qu'il me paraît impossible de le ranger parmis les kystes tubo-ovariques de M. Richard ; aussi, j'ai cru devoir lui assigner une autre origine.

L'autre observation est relative à une collection sanguine, se vidant par la trompe, et montre, sous un aspect nouveau, cette maladie si curieuse, désignée sous le nom d'hématocèle rétro-utérine, et dans l'histoire de laquelle il y a encore bien des obscurités.

Première Observation.

Ascite aiguë consécutive à un accouchement ; ponction. — Développement dans la fosse iliaque droite d'un kyste donnant lieu à l'écoulement, par le vagin, d'un liquide semblable à celui contenu dans la tumeur.

Mme N..., âgée de vingt-un ans, bien constituée, d'une bonne santé habituelle, d'une intelligence distinguée, mariée depuis un an, accoucha naturellement le

28 juillet 1854, après avoir eu, pendant les derniers mois de sa grossesse, des fatigues excessives et de sérieuses préoccupations morales.

Six jours après l'accouchement elle fut prise, à la suite d'une vive contrariété, d'une douleur profonde dans le côté droit de l'hypogastre et d'une fièvre assez intense ; la douleur augmenta rapidement et s'exaspérait à la plus légère pression. Cependant, la sécrétion du lait s'opérait régulièrement et les lochies n'étaient point supprimées.

Le docteur Lequerré qui donnait ses soins à la malade, et qui me pria, quelques jours après, de me réunir à lui, prescrivit une application de quinze sangsues sur le point douloureux, des cataplasmes émollients, et, le lendemain, des frictions avec une pommade composée d'onguent napolitain et d'extrait de belladone.

Sous l'influence de ce traitement, il y eut un mieux momentané ; mais la fièvre continua et nous reconnûmes bientôt qu'il se formait un épanchement dans le péritoine ; tout le ventre devint légèrement douloureux et la pression vers la fosse iliaque droite réveillait la douleur du début ; l'appétit disparut, la soif devint vive, les urines rares, et il se manifesta des nausées.

Cependant les lochies continuaient à couler et ne se supprimèrent qu'au bout de douze jours.

La malade, dont les forces diminuaient rapidement, fut obligée de cesser d'allaiter son enfant ; les seins, d'ailleurs, ne donnaient presque plus de lait.

Quinze jours après le début de la maladie, c'est-à-dire trois semaines après l'accouchement, le ventre était déjà très-distendu par le liquide ; la respiration était accélérée et difficile, le pouls, petit, devenait de plus en plus fréquent et donnait 140 pulsations par minute. La constipation avait été combattue par de doux laxatifs.

Il n'existait point d'œdème aux membres inférieurs.

Avant de pratiquer la paracentèse, nous essayâmes divers moyens, et, entre autres, la diète lactée, les diurétiques, le calomel à titre de purgatif, et, enfin, deux vésicatoires volants sur l'abdomen.

Ce traitement n'eut aucune influence sur la marche de l'épanchement, qui augmentait toujours et donnait lieu à une dyspnée extrême; enfin, le 27 août, quatre semaines après l'accouchement, la ponction fut faite et donna issue à treize litres et demi de liquide citrin, transparent, dans lequel, par le refroidissement, il parut une énorme quantité d'albumine coagulée.

Cette opération produisit une amélioration des plus notables : la respiration devint facile, les mouvements moins pénibles, et le pouls diminua un peu de fréquence ; mais le ventre resta endolori, et les viscères paraissaient former une masse qui offrait au toucher une certaine résistance et qui ne permettait pas de se rendre compte de la forme et de la situation des organes.

Cependant, en pressant un peu fortement, on sentait le fond de l'utérus qui dépassait de deux travers de doigt le pubis, et, dans la fosse iliaque droite, on trouvait un empâtement général, une sorte de tumeur mal circonscrite, non mobile, douleureuse à la pression.

Ce même jour, après l'examen dont je viens de donner le résultat, il *s'écoula par le vagin un liquide qui tacha une serviette,* et que nous considérâmes comme un retour des lochies; cet écoulement ne se renouvela pas les jours suivants.

Quelques jours après, l'état général s'aggrava de nouveau, l'épanchement abdominal se reproduisit à un certain degré ; il y eut des défaillances, des étouffements, et nous constatâmes l'existence d'un épanchement, occupant la moitié inférieure de la cavité des deux plèvres.

Rien d'appréciable du côté du péricarde.

Quelques sangsues furent appliquées sur la fosse iliaque, et nous eûmes recours aux *pilules de Dupuy, contre l'hydrothorax.* Il y eut une diurèse assez considérable, la poitrine se dégagea, mais l'abdomen resta volumineux.

Frictions sur les côtés du ventre avec de la poudre de digitale délayée dans de l'eau ; diminution du ventre sous l'influence de ce moyen.

Mais alors la tumeur de la fosse iliaque devint de plus

en plus évidente, elle était douloureuse ; le gonflement remontait dans la direction du colon ascendant, où on sentait comme un gros cordon dur et noueux. La tumeur se prolongeait en bas jusque vers l'utérus.

Il survint des frissons irréguliers qui nous firent craindre la formation d'un abcès ; d'un autre côté, les mouvements de la cuisse étaient faciles.

Bientôt la fluctuation devint évidente dans la tumeur qui soulevait les parois abdominales et paraissait y adhérer.

Le 25 septembre, deux mois après l'accouchement, la fluctuation devint très-superficielle en avant de l'épine iliaque ; dans ce point, la douleur était vive au toucher.

Le lendemain 26, il survint de l'œdème autour du point fluctuant, et même à la partie supérieure de la cuisse.

Depuis six jours, il se produisait un phénomène singulier : la malade sentait couler par le vagin un liquide assez abondant, sans odeur, à peu près transparent, sans traces de pus, qui en se desséchant empesait le linge, et formait de larges taches jaunâtres. Ces taches ressemblaient à celles observées le jour de la paracentèse, et que nous avions attribuées au retour des lochies.

Quelle était la nature de ce liquide, et d'où venait-il ? Le toucher pratiqué avec soin ne révéla rien d'anormal dans le vagin. Dans le cul de sac antérieur comme dans le postérieur, les tissus sont souples, indolents, sans traces d'induration.

Le col était mou, revenu sur lui-même, et révélait à peine la trace d'un accouchement récent.

L'utérus était mobile, moins peut-être qu'à l'état normal ; en pressant fortement sur le col, on causait de la douleur dans la tumeur, mais non dans l'utérus lui-même.

Nous pensons que cet écoulement vient de la cavité utérine, sans pouvoir deviner s'il est exhalé dans cette cavité, ou s'il vient de plus loin.

Quoiqu'il en soit, notre principale attention se portait vers la tumeur iliaque qui offrait la plupart des caractères d'un abcès ; cependant quelque doute existait dans notre esprit ; et pour donner issue au liquide, nous nous décidâmes à faire à la paroi abdominale une incision de trois centimètres, et à plonger ensuite la pointe du bistouri dans la tumeur ; je me proposais, si je trouvais du pus, d'aggrandir immédiatement l'ouverture.

Le liquide qui s'écoula, était transparent, épais, sirupeux, ayant même, par moments, la consistance d'une gelée. Nous en obtînmes environ un demi-litre

Il fut possible ensuite de sentir le kyste affaissé à son centre, mais offrant autour de cette dépression, une certaine dureté.

Le 27, il existe autour de l'incision une douleur vive, qui nécessite une application de huit sangsues : on les laisse peu saigner, en raison de la faiblesse extrême de la malade, qui éprouve des nausées à chaque mouvement qu'elle fait.

L'ouverture donne lieu à un écoulement continu du liquide contenu dans le kyste ; il faut à chaque instant renouveler les serviettes qui recouvrent la plaie.

Les serviettes placées sur la vulve, sont tachées exactement de la même manière, mais il sort de ce côté une quantité moins considérable de liquide qu'avant l'opération.

Pendant les jours suivants le ventre diminue encore de volume, et toute trace d'ascite a disparu, de sorte qu'on sent parfaitement la tumeur, qui semble adhérer au côté droit de l'utérus.

Nous eûmes la pensée de faire des injections dans le kyste, mais la faiblesse toujours croissante de la malade, l'état misérable du pouls, la décoloration des téguments nous annonçaient d'une manière trop certaine que la mort était proche. Elle eut lieu le 2 octobre, sans agonie ; après une nuit très-calme, qui avait fait croire à une amélioration dans la situation de la malade.

L'autopsie n'a pu être faite.

La communication du kyste avec la cavité utérine, par l'intermédiaire de la trompe, me paraît ici parfaitement démontrée ; mais il eut été curieux de rechercher en quoi consistait ce kyste ; s'il s'était développé dans l'ovaire ou bien, ce qui est infiniment plus problable, s'il n'était pas simplement formé par une petite partie de la cavité du péritoine, circonscrite et isolée par des adhérences.

Cette première péritonite locale remonterait au sixième jour après l'accouchement, et aurait été suivie bientôt d'une péritonite générale sub-aiguë qui, à son tour, a produit l'ascite. Cependant, la consistance du liquide contenu dans la tumeur, permet de douter qu'il ait été réellement fourni par la séreuse abdominale. Ne serait-ce pas le cas d'admettre que la maladie aurait eu son point de départ dans l'ovaire, et que le kyste aurait été formé par le péritoine, englobant, dans une cavité commune, l'ovaire malade et la trompe restée libre au milieu du liquide ? Dans tous les cas, il me paraît impossible de croire qu'un kyste développé sous les yeux des observateurs, et ayant acquis un volume aussi considérable dans l'espace de deux mois, se soit formé seulement dans une vésicule de Graaf.

Deuxième Observation.

Hématocèle péri-utérine ; communication de la collection sanguine avec la cavité utérine par l'intermédiaire de la trompe ; guérison lente et formation, dans le bas-fond utéro-rectal, d'un noyau résistant, ayant l'apparence d'un phlegmon induré.

Au mois de mai 1855, je reçus d'un de mes excellents confrères d'un département voisin, une lettre dans laquelle il me demandait mon avis sur l'état d'une jeune dame de sa clientèle qui, depuis six mois, éprouvait des accidents sur la nature desquels il hésitait à se prononcer.

Voici les détails qu'il me transmettait sur cette maladie :

« Mme A..., âgée de 30 ans, mariée depuis plusieurs

années, sans enfants, a toujours été parfaitement réglée. La dernière époque avant les accidents dont nous allons parler, avait eu lieu le 7 décembre 1854.

» Le 17 janvier 1855, après un retard de dix jours, il survint tout à coup, dans le bas-ventre, des douleurs vives suivies d'une syncope, mais les règles ne parurent pas.

» Le 5 février, mêmes douleurs suivies également d'une syncope, phénomènes qui se reproduisirent plusieurs fois dans l'espace de quelques jours, et qui laissèrent à leur suite de la faiblesse et de la pâleur.

» L'utérus n'avait point pris de développement anormal pouvant faire supposer la rétention du sang menstruel dans la cavité. Cependant, il commença bientôt à s'écouler, par le vagin, du sang noirâtre, grumeleux, décomposé, comme celui qui a séjourné longtemps dans une cavité close. (Cet écoulement, comme nous le verrons plus tard, s'est prolongé pendant près de 6 mois.)

» Pendant les premiers temps de la maladie, il y a eu des dégoûts, des besoins fréquents de manger, des envies de vomir et un amaigrissement très-considérable. On crut même à un commencement de grossesse. Aussi, à la première apparition de l'écoulement sanguin, on eut la pensée d'une fausse-couche, et on rechercha, s'il n'existait pas, au milieu du liquide, quelques débris membraneux : malgré la plus grande attention, on ne trouva rien de caractéristique.

» Le bas-ventre, surtout du côté droit, était le siége de douleurs profondes et quelquefois très-vives, s'irradiant dans l'aine. Ces douleurs parurent se calmer un peu à mesure que le liquide sanguinolent s'écoulait au dehors ; cependant, elles étaient assez fortes pour rendre la marche impossible ; le moindre mouvement brusque les augmentait ainsi que la pression sur le ventre. Une application de sangsues produisit un soulagement momentané.

» A part un certain empâtement mal défini, on ne découvrait dans le bas-ventre aucune lésion appréciable à la palpation.

» Le toucher vaginal a été pratiqué : l'utérus est sain, le corps est peut-être un peu plus volumineux qu'à l'état normal ; le col est entr'ouvert et laisse pénétrer l'extrémité du doigt.

» Le 14 avril, l'écoulement brunâtre formé par du sang altéré, fait place, pendant quelques jours, à du sang vermeil, ce qu'on attribue au retour des règles.

» Les règles reparaissent le 11 mai ; et, dans l'intervalle de ces deux époques comme après le 11 mai, l'écoulement décrit plus haut a continué avec les mêmes caractères que dans les mois précédents. »

Dans la réponse que je fis à la lettre de mon confrère, je déclarai que la maladie de Mᵐᵉ A... me paraissait être une *hématocèle péri-utérine*, et je développai ainsi mon opinion :

« La ponte spontanée qui correspond le plus souvent, mais non toujours, avec les époques menstruelles, s'accompagne d'un état congestif plus ou moins considérable, et, au moment de la rupture de la vésicule de Graaf, lorsque l'ovule va être saisi par le pavillon de la trompe, il peut y avoir un écoulement de sang qui, dans des cas exceptionnels, constitue une véritable hémorrhagie. Le sang tombe alors dans le péritoine où il cause une inflammation légère et la production de fausses membranes qui s'organisent et enveloppent la collection sanguine dans une sorte de kyste. Telle est probablement la manière dont se produisent souvent les hématocèles péri-utérines.

» Chez Mᵐᵉ A..., la trompe s'est trouvée englobée dans le kyste et est restée libre au milieu de sa cavité : c'est ce qui a permis au sang de s'échapper, par la voie qui lui était offerte, du côté de la cavité utérine.

» Cette dernière circonstance, en fournissant un élément précieux pour le diagnostic, a modifié les caractères habituels de la maladie : c'est ainsi qu'il est facile de comprendre comment on n'a pas trouvé de tumeur bien circonscrite dans l'abdomen. Peut-être, si, au début de

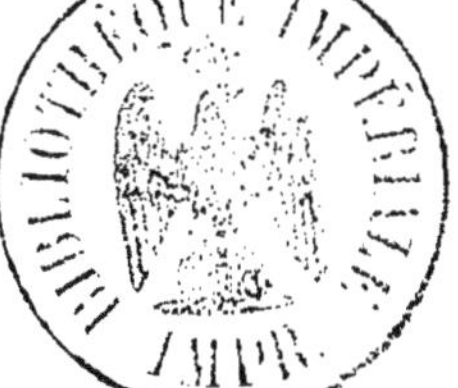

2

la maladie, on avait exploré avec le doigt le cul de sac postérieur du vagin; on y aurait reconnu l'existence d'une collection liquide, mais cet examen n'a pas été fait.

» Quoiqu'il en soit, l'écoulement qui a lieu par le vagin est une chose favorable, puisque le kyste se vidant peu à peu, ses parois se rapprocheront et finiront par contracter des adhérences entre elles, si de nouvelles hémorrhagies ne viennent pas empêcher ce travail réparateur.

» Enfin, je conseillai le traitement suivant :

» Eviter toutes les causes qui pourraient directement ou indirectement stimuler l'appareil utérin ;

» Garder un repos aussi complet que possible ;

» Ne rien faire pour arrêter l'écoulement, se borner à des injections de propreté, qu'on pourrait rendre calmantes, si les douleurs étaient vives ;

» Faire des frictions résolutives et calmantes sur l'hypogastre et dans le pli de l'aine ;

» Entretenir la liberté du ventre et soutenir les forces par un bon régime. »

Le traitement fut établi sur les bases que je proposais.

Le retour des règles en avril et en mai avait produit un bon effet sur l'état général, et, malgré sa faiblesse, Mme A.,.. voulut, à la fin de mai, faire le voyage de Nantes, où elle resta un mois confiée à mes soins.

Ce voyage (plus de 20 lieues), fait en voiture, réveilla de vives souffrances, qui ne disparurent qu'après un repos de plusieurs jours.

L'examen de la malade me donna les mêmes résultats que ceux contenus dans la lettre qui m'avait été adressée quelque temps auparavant.

En portant, avec attention et aussi haut que possible, le doigt derrière le col utérin, j'éveillai de la douleur, mais je ne pus sentir aucune tuméfaction.

Du côté du bas-ventre, je ne trouvai aussi rien autre chose qu'un certain empâtement diffus ne permettant pas à la main de déprimer aussi facilement les parois abdominales à droite qu'à gauche.

L'écoulement du sang altéré continuait toujours quoique moins abondant que par le passé.

Le 10 juin , les règles vinrent de nouveau et furent suivies de l'écoulement ordinaire. Je pus constater moi-même la différence de nature du sang menstruel et de l'autre liquide.

Enfin , l'écoulement pathologique disparut complètement quelque temps après les règles de juillet. Il avait duré près de sept mois.

Malgré ce changement, malgré des progrès notables vers le retour de l'embonpoint et des forces, la moindre marche, surtout sur le pavé, causait, dans le ventre et dans l'aine, des douleurs insupportables.

Au mois de septembre, je conseillai à la malade d'aller à Paris, où elle consulta messieurs Danyau et Nelaton. Ces savants confrères partagèrent ma manière de voir, et trouvèrent, ainsi que je le constatai moi-même au retour, une tumeur grosse comme un petit œuf, placée au-dessus du cul de sac rétro-vaginal. Cette tumeur qui avait probablement commencé à se former depuis la cessation de l'écoulement, offrait si bien les caractères du phlegmon induré, que sans les antécédents exposés précédemment, on aurait pu douter de l'existence antérieure d'une hématocèle.

Du reste, je dois ajouter que cette tumeur était placée assez haut pour qu'il fut impossible d'atteindre au-delà de son segment inférieur, et de s'assurer si elle contenait encore une certaine quantité de liquide, où si elle était uniquement constituée par les parois indurées du kyste sanguin.

D'après le conseil de messieurs Danyau et Nelaton, madame A.... appliqua sur le bas ventre et la région inguinale, quelques vésicatoires volants, qui produisirent une douleur si vive, qu'on dût renoncer à ce moyen.

Elle fit usage de bains et d'injections alcalines, et l'été suivant, nous l'engageâmes à passer une saison à Vichy, où elle retourna encore en 1857.

Dans l'intervalle de ces deux voyages, les bains alcalins ont été continués.

Grâce à ces moyens, grâce aussi, sans aucun doute, au temps qui s'est écoulé depuis le début de la maladie, le volume de la tumeur et les douleurs abdominales diminuent d'une manière régulière, ce qui donne l'espérance fondée d'une guérison complète dans un avenir prochain.

Cette observation qui, sous plusieurs rapports peut être rapprochée de la plupart des cas d'hématocèle péri-utérine, publiés en grand nombre depuis quelques années, s'en distingue par une circonstance toute particulière, c'est le passage, par la trompe, du liquide contenu dans le kyste. En publiant cette observation, j'apporte donc des matériaux nouveaux pour servir à l'histoire, encore bien incomplète, de cette curieuse maladie.

En attribuant la cause des accidents, chez ma malade, à la rupture des vaisseaux ovariques, j'ai cru interpréter de la manière la plus vraisemblable, les faits qui étaient soumis à mon appréciation, car il me paraît impossible, en présence des symptômes exposés plus haut, qu'il y ait eu reflux du sang menstruel de l'utérus dans le péritoine à travers la cavité de la trompe.

Du reste, ces deux genres de causes, révélés tous deux par l'autopsie, ne sont plus contestés par personne ; mais il est le plus souvent impossible pendant la vie de reconnaître quelle est la véritable source de l'hémorrhagie (1).

---

(1) Il existe dans les collections d'anatomie-pathologique de l'Ecole de Médecine de Nantes, une pièce recueillie par M. le docteur Hélie, chez une femme morte ayant ses règles. On y voit un caillot remplissant la cavité utérine avec des prolongements dans les deux trompes.

M. Malherbe a observé également, dans le même hôpital, un fait dans lequel le sang menstruel avait reflué par les trompes.

Nantes, Imprimerie de Mme v^e Camille Mellinet.

www.ingramcontent.com/pod-product-compliance
Ingram Content Group UK Ltd.
Pitfield, Milton Keynes, MK11 3LW, UK
UKHW022251070726
13613UKWH00005B/2216